前　言

本标准按照 GB/T 1.1—2009 给出的规则起草。

《中医健康管理服务规范》分为四个部分：

——第 1 部分：中医健康状态信息采集；

——第 2 部分：中医健康状态评估；

——第 3 部分：中医健康状态调理；

——第 4 部分：中医健康状态跟踪服务。

本部分为《中医健康管理服务规范》的第 2 部分。

本部分由中华中医药学会提出并归口。

本部分起草单位：中华中医药学会、湖南中医药大学。

本部分主要起草人：洪净、何清湖、孙贵香、张冀东、陈燕、刘旺华、刘伟、刘琦、王丹、叶培汉、贾维丽、刘向华。

本部分技术顾问（按姓氏笔画排序）：王琦、孙光荣、张伯礼。

参与论证专家（按姓氏笔画排序）：丁成华、马烈光、王平、王东生、王伽伯、王秀兰、王琦、毛以林、方朝义、甘慧娟、史丽萍、付国兵、冯国湘、冯晓远、朱云、朱吉、朱嵘、任开益、刘杰、刘建和、刘春生、刘密、刘富林、关涛、许海玉、孙昌杰、严蔚冰、杜惠兰、李丽、李灿东、李卓军、李定文、李建、李晓屏、李铁浪、李慧、杨志波、杨国强、杨炳忻、杨洪军、杨朝阳、肖小河、肖作为、吴玉冰、邹忠梅、何雅莉、沈欣、汪受传、张水寒、张本钢、张霄潇、林雪娟、林谦、季光、周德生、赵怀润、赵迎盼、荆志伟、胡学军、姚勤、聂宏、莫美、袁肇凯、徐春军、高颖、高蕊、郭义、郭兰萍、郭宇博、郭清、唐旭东、黄岑汉、黄惠勇、梁雪娟、董昌武、蒋力生、喻嵘、詹志来、瞿岳云等。

以上专家对本部分提出了许多宝贵意见，在此一并表示感谢。

引　言

　　中医健康管理是根据中医学基本理论，运用中医"整体观念""治未病"思想，结合健康管理学理念，对社会个体或群体的健康状态进行系统的信息采集、评估、调理以及跟踪服务，从而提高人口健康素质的动态服务过程。

　　随着"以疾病治疗为中心"向"以健康促进为中心"的医疗服务模式转变，广大民众对中医健康管理服务的需求日益迫切，然而当前中医健康管理水平参差不齐，健康管理流程欠规范，缺乏系统的、动态的健康管理服务。为此，我们编制了《中医健康管理服务规范》（以下简称《规范》）。本《规范》是用于指导和规范中医健康管理流程、内容和方法的规范性文件。编写本《规范》的目的旨在为各健康管理机构和健康管理人员提供技术操作规范，使中医健康管理技术更好地为广大民众的健康服务。

　　中医健康状态评估是在健康状态信息采集的基础上，对健康状态进行分类判定的过程，是中医健康管理的重要组成部分。规范化的健康评估是保证健康调理实施效果的重要前提。本部分是《中医健康管理服务规范》第 2 部分，是用于指导和规范中医健康状态评估的规范性文件。

中医健康管理服务规范
第2部分：中医健康状态评估

1 范围

本部分规定了中医关于健康状态的术语及定义、健康状态基本类型与判定，亚健康状态及常见疾病状态的评估判定。

本部分适用于健康管理机构、健康服务机构、治未病中心、体检中心、社区卫生机构、营养指导顾问机构等。

2 规范性引用文件

下列文件对于本文件的应用是必不可少的。凡是注日期的引用文件，仅所注日期的版本适用于本文件。凡是不注日期的引用文件，其最新版本（包括所有的修改单）适用于本文件。

GB/T 20348—2006《中医基础理论术语》

GB/T 16751.2—1997《中医临床诊疗术语》证候部分

ZYYXH/T2—2006《亚健康中医临床指南》

ZYYXH/T4—49—2008《中医内科常见病诊疗指南》中医病证部分

ZYYXH/T50—135—2008《中医内科常见病诊疗指南》西医疾病部分

ZYYXH/T177—202—2012《中医外科常见病诊疗指南》西医疾病部分

国家基本公共卫生服务规范（2011年版）

ZYYXH/T157—2009《中医体质分类与判定》

3 术语和定义

下列术语和定义适用于本文件。

3.1

健康状态 Healthy state

人的生理、心理和社会适应性等几方面都处于完好的状态。健康不仅是躯体没有疾病，还要具备心理健康、社会适应性良好和有道德。一个健康的人，既要有健康的身体，还应有健康的心理和行为。只有当一个人身体、心理、社会适应性和道德都处在一个良好状态时，才是真正的健康。

3.2

中医体质 Constitution of TCM

人体生命过程中，在先天禀赋和后天获得的基础上所形成的形态结构、生理功能和心理状态方面综合的、相对稳定的特质。是人类在生长、发育过程中所形成的与自然、社会环境相适应的人体个性特征。

3.3

亚健康状态 Yajiankang state

人体处于健康和疾病之间的一种健康低质状态。处于亚健康状态者，不能达到健康的标准，表现为一定时间内的活力降低、功能和适应能力减退的症状，但不符合现代医学有关疾病的临床或亚临床诊断标准。

3.4

肝气郁结证 Syndrome of Liver Qi Stagnation

肝失疏泄，气机郁滞，以情志抑郁，喜叹息，胸胁或少腹胀闷窜痛，妇女乳房胀痛，月经不调，舌红苔薄腻，脉弦等为常见症的证候。

3.5

肝郁脾虚证 Syndrome of Liver Qi Stagnation and Spleen Deficiency

肝失疏泄，脾失健运，以胁胀作痛，腹胀食少，情绪抑郁，便溏不爽，或腹痛欲便，泻后痛减，舌淡苔薄白，脉弦缓等为常见症的证候。

3.6

心脾两虚证 Syndrome of both Spleen and Heart Deficiency

心脾阳气、阴血亏虚，以心悸，神疲，食少，腹胀，便溏，舌淡脉弱等为常见症的证候。

3.7

肝肾阴虚证 Syndrome of both Liver and Kidney Yin Deficiency

肝肾阴液亏虚，虚热内扰，以眩晕耳鸣，五心烦热，低热颧红，胁痛，腰膝酸软，舌红少苔，脉细数等为常见症的证候。

3.8

肺脾气虚证 Syndrome of both Lung and Spleen Qi Deficiency

脾肺两脏气虚，以咳嗽声低，气短而喘，吐痰清稀，食少，腹胀，便溏，舌淡苔白滑，脉弱等为常见症的证候。

3.9

脾虚湿阻证 Syndrome of Spleen Deficiency and Dampness Retention

脾气虚弱，湿浊内停，以食少，腹胀，便溏，身体困重，或有微肿，舌淡胖，苔白润或腻，脉濡缓等为常见症的证候。

3.10

痰热内扰证 Syndrome of Interior Disturbance of Phlegm‐heat

痰热内盛，扰乱心神、气机，以咳嗽气喘，咯痰黄稠，发热口渴，烦躁不宁，失眠多梦，舌红苔黄腻，脉滑数等为常见症的证候。

3.11

心肾不交证 Syndrome of Disharmony between Heart and Kidney

心肾阴液亏虚，阳气偏亢，以心悸，心烦失眠，耳鸣，头晕，腰膝酸软，梦遗，便结尿黄，舌红少苔，脉细数等为常见症的证候。

3.12

气血亏虚证 Syndrome of Qi and Blood Deficiency

气血亏虚，形体失养，以神疲乏力，气短懒言，面色淡白或萎黄，头晕目眩，唇甲色淡，心悸失眠，舌淡脉弱等为常见症的证候。

3.13

湿热蕴结证 Syndrome of Retention of Damp‐heat

湿邪偏重，以发热身重，渴不多饮，小便不利，舌红，苔腻略黄，脉滑略数等为常见证候；热邪偏重，以身热口渴，面红目赤，头身困重，便溏不爽，小便短少，舌红苔黄腻，脉数而滑等为常见证候。

4 健康状态的基本类型与判定

4.1 健康状态的判断

4.1.1 食欲良好

进食时有很好的胃口，不挑剔食物，愉悦进食。

4.1.2 二便通畅

大、小便排泄通畅，便后轻松舒适。

4.1.3 有效睡眠

上床能很快熟睡，且睡得深，醒后精神饱满，头脑清醒。

4.1.4 语言清晰

语言表达正确，说话流利，言与意符。

4.1.5 动作敏捷

行动自如，行走敏捷。

4.1.6 心态宽容

性格温和，意志坚强，感情丰富，具有坦荡胸怀与达观心境。

4.1.7 处世平和

看问题客观现实，具有自我控制能力，适应复杂的社会环境，对事物的变迁能始终保持良好的情绪，能保持对社会外环境与机体内环境的平衡。

4.1.8 与人为善

待人接物能大度和善，不过分计较，能助人为乐，与人为善。

4.2 中医体质判断

中医体质分类判定按《中医体质分类与判定》（ZYYXH/T157—2009）标准执行。

5 亚健康状态评估

5.1 亚健康状态的分类与判定

5.1.1 躯体性亚健康

以持续3个月以上的疲劳，或睡眠紊乱，或疼痛等躯体症状为主要表现的亚健康状态。

5.1.2 心理性亚健康

以持续3个月以上的抑郁寡欢，或焦躁不安，急躁易怒，或恐惧胆怯，或短期记忆力下降，注意力不能集中等精神心理症状为主要表现的亚健康状态。

5.1.3 社会交往性亚健康

以持续3个月以上的人际交往频率减低，或人际关系紧张等社会适应能力下降为主要表现的亚健康状态。

5.1.4 道德性亚健康

以持续3个月以上的道德问题，直接导致行为的偏差、失范和越轨，从而使人产生一种内心深处的不安、沮丧和自我评价降低为主要表现的亚健康状态。

5.2 常见症状与判定

5.2.1 目干涩

——以双目干涩为主要表现，可有双目疼痛、视物模糊、畏光、瘙痒等，并持续2周以上；

——引起明显的苦恼，或精神活动效率下降；

——应排除引起双目干涩的某些疾病，如沙眼、结膜炎、干燥综合征、糖尿病、高血压、肾上腺皮质功能减退症等。

5.2.2 耳鸣

——以耳鸣为主要表现，可表现为蝉鸣、蚊叫、铃声等，亦可有轰鸣等情况，持续2周以上。

——应排除引起耳鸣的全身性疾病或局部病变如高血压、低血压、动脉硬化、高脂血症、糖尿病的小血管并发症、微小血栓、颈椎病、神经脱髓鞘病变、听神经瘤、药物中毒、中耳炎等。环境干扰因素亦应排除，如过量饮咖啡、茶、红酒及一些酒精饮料，以及过量进食奶酪、巧克力等引起的耳鸣。

5.2.3 咽干

——以咽部干燥为主要表现，可有咽痛、咽哽、咽痒、咳痰黏稠、心烦、恶心等症状；

——引起明显的苦恼，影响工作和学习，生活质量下降；

——不为任何一种躯体疾病或呼吸、消化系统疾病的一部分；

——应排除已诊断为咽炎症者或全身性疾病引起咽干者，以及合并有心血管、肺、肝、肾和造血系统等严重原发性疾病和严重器质性疾病及精神病患者。

5.2.4 头晕

——以对空间移动或空间迷失的感觉为主要表现，可有头痛、失眠、健忘、耳鸣、呕吐、心慌等表现，且超过2周以上；

——影响人们的生活质量，出现明显的烦躁、焦虑等；

——应排除引起头晕的全身性疾病或局部病变如高血压、低血压、冠心病、动脉硬化、颈椎病、急性脑血管意外、药物过敏、贫血、甲亢、鼻窦炎、中耳炎、美尼埃病、听神经瘤、嗜铬细胞瘤、感染、中毒、脑外伤后神经症反应及精神疾病等疾患。

5.2.5 头痛

——以头痛为主要表现，可伴有颈部不适，耳胀，眼部憋胀，恶心，呕吐，畏光，倦怠乏力等表现；症状时轻时重，寒冷、劳累、情绪激动可加重，休息后可缓解；持续2周以上。

——症状呈反复发作性或持续性，严重影响患者的生活质量，并使工作和学习效率明显下降。

——应排除引起头痛的各种疾病如严重感染，转移性肿瘤，严重的心、肝、肾等脏器疾病，脑血管意外，眼及鼻、耳科方面的疾病，颅内占位性病变，颅底重要发育畸形等及脑外伤，精神病等疾患。

5.2.6 健忘

——以记忆力减退为主要表现，其他不适感均为继发，包括头昏脑涨，神疲乏力，食少腹胀，心悸不寐，腰酸乏力，注意力不集中等；

——上述记忆力减退情况持续2周以上；

——引起明显的苦恼，精神活动效率下降，影响工作学习；

——不为任何一种躯体疾病或精神疾病的一部分；

——应排除已诊断为健忘症者，排除其他躯体和脑部的器质性疾病引起的神经症和精神疾病，排除外界环境干扰因素引起记忆力减退者，排除酗酒或精神活性物质、药物滥用和依赖所致健忘者，以及合并有心血管、肺、肝、肾和造血系统等严重原发性疾病者。

5.2.7 失眠

——以睡眠减少为主要表现，其他不适感均为继发，包括难以入睡、睡眠不深、易醒、多梦、早醒、醒后不易再睡，醒后感到不适、疲乏或白天困倦；

——上述睡眠障碍情况每周发生不超过3次，并持续2周以上；

——引起明显的苦恼，或精神活动效率下降，或轻微妨碍社会功能；

——不为任何一种躯体疾病或精神障碍不适感的一部分；

——应排除已诊断为失眠症者或全身性疾病如疼痛、发热、咳嗽、手术和外界环境干扰因素引起的睡眠减少者；酗酒或精神活性物质、药物滥用和依赖（含安眠药物）所致睡眠减少者，以及合并有心血管、肺、肝、肾和造血系统等严重原发性疾病和严重脑器质性疾病者及精神病患者。

5.2.8 嗜睡

——自觉睡眠过多，以嗜睡为主要表现，常见症状是白天睡眠过多，且不能完全用睡眠时间不足来解释，可兼有精神疲倦，食欲减退，可因此导致肢体协调能力下降，严重者影响工作学习和生活；

——应该除外确诊的嗜睡症，以及药物不良反应和由其他疾病所致的嗜睡，如睡眠呼吸暂停综合征、发作性睡病、肺心病、肝瘟、消渴、肾衰竭、头颅外伤、中毒、癫病、痴呆、糖尿病、高血压等。

5.2.9 心悸

——以心悸不安为主要表现，其他不适感均为继发，包括胸闷、眩晕、气短、不寐、易醒、多梦、疲乏等；

——上述心悸不安情况半月内时常发生；

——引起明显的苦恼，工作、学习效率下降，生活质量下降；

——不为任何一种躯体疾病或心血管疾病的一部分；

——应排除已诊断为心悸症者；排除各种心血管疾病和全身性疾病引起心悸不安者，以及排除合并有脑、肺、肝、肾和造血系统等严重原发性疾病和器质性疾病及精神病患者。

5.2.10 疲劳

——反复发作，以慢性疲劳为主要表现，且该疲劳是近患，不是持续用力的结果。

——经休息后不能明显缓解。

——导致工作、教育、社会或个人日常活动水平较前有明显的下降。

——下述的症状中同时出现 4 项或 4 项以上，且这些症状已经持续存在或反复发作 3 个月或更长的时间，但不应该早于疲劳：

（1）短期记忆力或集中注意力的明显下降；

（2）咽痛；

（3）颈部或腋下淋巴结肿大、触痛；

（4）肌肉痛；

（5）没有红肿的多关节疼痛；

（6）不能解乏的睡眠；

（7）运动后的疲劳持续超过 24 小时。

5.2.11 经前乳胀

——乳房胀痛伴随月经周期而发，为本症主要表现。一般发生在临经前 2～7 天，或在经后半个月左右即发生乳胀，有少数人群从排卵期（在下次来月经前 2 周左右，即 12～16 天时的排卵期）即开始乳痛，以经前 2～3 日达高峰，至月经来后 1～2 天才消失；

——以乳胀为其主要表现，经前乳房作胀、疼痛，可兼有灼热感，或胸胁闷胀，或精神抑郁，时时叹息，或烦躁易怒，或小腹胀痛等症状；

——上述症状引起了明显的苦恼，并不同程度地影响工作和生活；

——应除外由于其他乳房疾病引起的经前乳胀，如急慢性乳腺炎、乳腺增生、乳腺癌等。

5.2.12 情绪低落

——以自觉兴趣丧失、情绪低落为主要表现，其他心理和身体不适皆为伴发或继发，包括精力减退，兴趣丧失，联想困难，意志消沉，焦躁不安，食欲降低，体重明显减低等；

——上述情况时有发生，但持续时间不超过 2 周；

——对任何事物的体验，即使是感到高兴的事物，也感到乏味无聊；

——对工作、学习、前途悲观失望；

——不为任何一种躯体疾病或精神疾病的某一表现；

——应排除诊断有情绪低落症状的其他心理和身体疾病，如抑郁症、神经官能症、颅内疾病、大脑外伤等。

5.2.13 畏寒

——以畏寒怕冷为主要表现，其他不适感轻微，或伴口唇色紫，腰背四肢发凉等；

——上述情况经常发生，尤以冬季明显；

——不为任何一种全身性疾病或局部病变不适感的一部分；

——应排除已下诊断的各种疾病如贫血、低血压、甲状腺功能减退、内分泌失调，以及感染所导致的畏寒。

5.2.14 夜尿多

——以夜尿多为主要表现，夜间尿量＞24小时尿量的35%，或每晚排尿2次以上者，每年出现夜尿增多的时间超过75天；

——严重干扰睡眠，影响生活质量和身心健康，给生活带来不便；

——应排除引起夜尿增多的各种疾病，如泌尿系统疾病（如下尿路手术史、膀胱炎症、结石、慢性肾炎等）、内分泌及代谢性疾病（如尿崩症、前列腺病等）、心血管系统疾病（如充血性心力衰竭），还应排除药物（如利尿药）所致的尿频。

5.2.15 便秘

——以排便不畅为主要表现，其他不适感均为继发，包括腹痛、腹胀、消化不良、食欲不振、乏力、头晕等；

——上述排便不畅情况连续发生2次以上，但持续不超过半月；

——已引起便秘者苦恼，工作、学习效率下降，或生活质量下降；

——不为任何一种躯体疾病或消化系统疾病的一部分；

——应排除已诊断为便秘症患者或其他肠道本身的病变如肠道肿瘤、息肉、炎症、结核、巨结肠、憩室病、吻合口狭窄等，肠外疾病如垂体功能低下、中枢神经病变、脊神经病变、周围神经病变等以及合并有心血管、肺、肝、肾和造血系统等严重原发性疾病者和器质性疾病及精神病患者。

5.3 常见证型的判定

5.3.1 肝气郁结证

典型表现：胸胁满闷，喜太息，周身窜痛不适，时发时止，情绪低落和（或）急躁易怒，咽喉部异物感，月经不调，痛经，舌苔薄白，脉弦。

5.3.2 肝郁脾虚证

典型表现：胸胁满闷，喜太息，周身窜痛不适，时发时止，情绪低落和（或）急躁易怒，咽喉部异物感，周身倦怠，神疲乏力，食欲不振，脘腹胀满，便溏不爽，或大便秘结，舌淡红或黯，苔白或腻，脉弦细或弦缓。

5.3.3 心脾两虚证

典型表现：心悸胸闷，失眠多梦，头晕头昏，健忘，面色少华，气短乏力，自汗，食欲不振，脘腹胀满，便溏，舌淡苔白，脉细或弱。

5.3.4 肝肾阴虚证

典型表现：腰膝酸软，疲乏无力，眩晕耳鸣，失眠多梦，烘热汗出，潮热盗汗，月经不调，遗精早泄，舌红少苔，或有裂纹，脉细数。

5.3.5 肺脾气虚证

典型表现：胸闷气短，疲乏无力，自汗畏风，容易感冒，常感晨不愿起，昼常打盹，味觉不灵，食欲不振，腹胀便溏，舌淡苔白，脉细或弱，或脉缓无力。

5.3.6 脾虚湿阻证

典型表现：面色少华，精神疲惫，疲乏无力，食后欲睡，头重身困，小便短少，甚或浮肿，胸脘痞闷，食少便溏，女子白带量多，舌苔白腻，脉濡缓等。

5.3.7 痰热内扰证

典型表现：心悸心烦，焦虑不安，失眠多梦，便秘，舌红，苔黄腻，脉滑数。

5.3.8 心肾不交证

典型表现：惊悸失眠，多梦，遗精，头晕耳鸣，健忘，腰膝酸软，五心烦热，或潮热盗汗，舌红少苔或无苔，脉细数。

5.3.9　气血亏虚证

典型表现：心慌气短，不耐劳作，自行汗出，纳呆便溏，食后脘腹胀满，面色萎黄或苍白少华；或有心悸失眠，面色淡白，头晕目眩，少气懒言，神疲乏力；或有自汗，舌质淡嫩，脉细弱。

5.3.10　湿热蕴结证

典型表现：头身困重，口苦口黏，口干不欲饮，胸闷腹胀，不思饮食，小便色黄而短少，女子带下黄稠，秽浊有味，大便溏泻，或黏腻不畅，舌苔黄腻，脉濡数。

5.4　常见亚健康状态综合征

5.4.1　考试综合征

——考生在考前或考试期间出现紧张、自卑、恐惧等不良情绪，可伴随面色潮红，全身汗出，两手发抖，失眠，食欲不振，心悸胸闷，恶心呕吐，腹痛腹泻，头晕头胀，尿频尿急，注意力涣散，记忆力下降等不适感觉；

——上述情况在考试结束后会逐步好转甚至消失；

——排除可能会引起上述不适感的任何躯体疾病或精神疾患。

5.4.2　都市孤独综合征

——多为身处竞争激烈的环境，工作、生活压力过大的都市人群；

——有一系列心理反应，如孤僻、消极、烦躁、自我封闭、情绪低落、焦虑、抑郁、刻板等；

——可无身体上的不适，也可有失眠、胸闷、神疲乏力、理解能力下降、对外界反应迟钝、常自言自语、注意力不集中等一般症状；

——排除自闭症、精神分裂症、抑郁症等精神和心理疾患。

5.4.3　假日综合征

——可表现为免疫力下降、头晕、疲惫、精神低靡、易激动、食欲下降、消化不良、难以入睡、注意力不集中等症状；

——应排除已诊断为胃肠功能疾病、失眠症者或酗酒、精神活性物质、药物滥用和依赖所致的胃肠功能紊乱、失眠、抑郁、焦虑等；

——该情况常在假日前后发生且超过3次；

——常引起焦虑感，精神活动能力下降，或轻微妨碍生活和工作。

5.4.4　离退休综合征

——一般多为事业心强，好胜而善争辩，偏激而固执者，且处于离休或退休后不久，在生活内容、生活节奏、社会地位、人际交往等各个方面发生了很大变化；

——不能适应环境的突然改变而引起心理和生理上的不适应，出现焦虑、抑郁、悲哀、恐惧、多怒、善疑等不良情绪，或出现失眠、多梦、心悸且有阵发性全身燥热感等不适表现，或产生偏离常态行为；

——排除抑郁症、精神分裂症等某些精神或心理疾患。

5.4.5　手机综合征

——不适感的产生与长期接触和使用手机有关；

——对手机短信有了一种难以摆脱的迷恋，常有手机铃响的幻觉，常害怕手机自动关机，当手机连不上线、收不到讯号时，会对工作产生强烈的无力感；

——常有手臂麻木，腕关节肿胀，手部动作不灵活，视力下降，紧张性头痛，焦虑，忧郁，心悸，头晕，汗出，肠胃功能失调等症状出现。

6 常见疾病状态评估

6.1 高血压

高血压的判定及中医证型判定参照 ZYYXH/T67—2008《中医内科常见病诊疗指南·西医疾病部分》。

6.2 糖尿病

糖尿病判定及中医证型判定参照 ZYYXH/T41—2008《中医内科常见病诊疗指南·西医疾病部分》。

6.3 冠心病

冠心病判定及中医证型判定参照 ZYYXH/T63—2008《中医内科常见病诊疗指南·西医疾病部分》。

6.4 脂肪肝

脂肪肝判定及中医证型判定参照 ZYYXH/T93—2008《中医内科常见病诊疗指南·西医疾病部分》。

6.5 前列腺增生

前列腺增生判定及中医证型判定参照 ZYYXH/T37—38—2008《中医内科常见病诊疗指南·西医疾病部分》。

6.6 肥胖症

肥胖症判定及中医证型判定参照 ZYYXH/T59—2008《中医内科常见病诊疗指南·西医疾病部分》。

6.7 痛风

痛风判定及中医证型判定参照 ZYYXH/T120—2008《中医内科常见病诊疗指南·西医疾病部分》。

6.8 乙型病毒性肝炎

乙型病毒性肝炎判定及中医证型判定参照 ZYYXH/T85—86—2008《中医内科常见病诊疗指南·西医疾病部分》。

6.9 肺癌

肺癌判定及中医证型判定参照 ZYYXH/T138—2008《肿瘤中医诊疗指南》。

参 考 文 献

[1] 何清湖．亚健康临床指南［M］．北京：中国中医药出版社，2009．

[2] 孙涛，何清湖．中医治未病［M］．北京：中国中医药出版社，2012．

[3] 王琦，靳琦．亚健康中医体质评估与调理［M］．北京：中国中医药出版社，2013．

[4] 中华中医药学会．亚健康中医临床指南［M］．北京：中国中医药出版社，2006．